NOTICE

SUR LES

ACCROISSEMENTS DU MUSÉE D'ANATOMIE PATHOLOGIQUE

DE STRASBOURG;

(Lue en séance de la Faculté de médecine, le 13 novembre 1845;)

SUIVIE D'UN

CATALOGUE,

FORMANT LE PREMIER SUPPLÉMENT DE CELUI PUBLIÉ EN 1843;

PAR

C. H. EHRMANN,

PROFESSEUR D'ANATOMIE, DIRECTEUR DU MUSÉE.

STRASBOURG,

Imprimerie de V.e Berger-Levrault, imprimeur de la Faculté.

—

1846.

NOTICE

SUR LES

ACCROISSEMENTS DU MUSÉE D'ANATOMIE PATHOLOGIQUE

DE

LA FACULTÉ DE MÉDECINE DE STRASBOURG.

« Messieurs,

« Depuis la dernière publication du *Catalogue du Musée*, travail qui remonte à l'année 1843, j'ai été à même de recueillir de nombreuses pièces d'anatomie pathologique, que je viens de caser définitivement parmi celles que nous conservons depuis plus longtemps. Ce nouvel accroissement m'a servi à compléter les séries déjà existantes, et à donner à notre collection un meilleur cachet d'ensemble.

« L'*anatomie artificielle*, grâce à la munificence du ministre, est venue prendre rang à son tour au musée, et, je me plais à le dire, l'art de l'imitation a été porté à un très-haut degré de perfection, à en juger par les belles préparations en *carton-pierre* de M. Thibert, représentant les affections syphilitiques et les maladies de la peau; par celles de MM. Chaillou et Carteaux, pour les détails d'*anatomie chirurgicale*, et enfin par les *plâtres* de M. le docteur ROBERT, dont le zèle et le travail méritent des éloges.

« Le chiffre total des nouvelles préparations, tant séchées que conservées dans l'esprit de vin, s'élève à 186 ; elles sont réparties ainsi qu'il suit :

« Pour l'appareil	osseux	58
— —	musculaire	2
— —	de la circulation	20
— —	de la respiration et de la voix	14
— —	digestif	24
— —	urinaire	14
— —	cérébro-spinal	7
— —	génital de l'homme	4
— —	génital de la femme et produits de la conception; œuf, embryon, fœtus	36
Organisations et productions nouvelles		7
		186

« Ce nombre, ajouté aux . . . . 94 préparations CARTEAUX, ROBERT et THIBERT, donne au catalogue une augmentation de . . . . 280 numéros.

« Permettez-moi maintenant, Messieurs, de parcourir quelques-uns de ces appareils organiques, afin de jeter un coup d'œil rapide sur les objets qui m'ont paru mériter une mention spéciale.

Système osseux.

« Parmi les nombreuses préparations faisant suite à la série des maladies des os, je dois mentionner d'abord *un squelette entier*, qui nous a été cédé tout récemment par M. le docteur Bécourt, de Thann. Cette pièce est surtout remarquable par la difformité de tous les os qui la composent, et par l'altération profonde de leur tissu. Destruction, usure, absorption de la substance spongieuse et réticulaire, amincissement, carie, perforations nombreuses de la substance compacte raréfiée, tant des os longs que des os larges : tel est le désordre; la maladie a mis quarante ans à le produire; c'est cette affection qui a été décrite par l'honorable et regretté Lobstein sous le nom d'*ostéolyose*, fonte des os. Aussi ces leviers ont-ils perdu toute leur solidité; ni la station, ni la progression ne pouvaient s'exécuter, et la malheureuse femme qui fournit cet exemple, ne put jamais quitter le lit; elle succomba, après avoir traîné pendant longues années une vie misérable.

« La collection, déjà riche en *bassins viciés*, a été augmentée de treize nouvelles pièces plus ou moins intéressantes. L'une de ces dernières provient d'une femme de très-petite taille, à colonne vertébrale déviée, et qui est venue mourir à la salle de maternité, à la suite d'un accouchement laborieux. Les dimensions des orifices pelviens étaient tellement rétrécies, que l'extraction du fœtus a exigé de grands efforts, et c'est au détroit supérieur surtout que j'ai rencontré de la difficulté, par la forte saillie de l'angle sacro-vertébral. Voici les mesures prises exactement sur le bassin de la mère et sur la tête du nouveau-né :

Détroit abdominal.

« Diamètre sacro-pubien........ 0^{m},080 (3 pouces).
— iliaque............... 0^{m},125 (4 p. 6 l.).
— ilio-sacro cotyl. droit.. 0^{m},107 (3 p. 9 l.).
— ilio-sacro cotyl. gauche 0^{m},117 (4 p. 1 l.).

Détroit périnéal.

« Diamètre bi-ischiatique........ 0^{m},100 (3 p. 9 l.).
« Diamètres obliques............ 0^{m},100 (3 p. 9 l.).
« Diamètre cocci-pubien......... 0^{m},072 (2 p. 9 l.).

« Ce dernier diamètre est réduit à de si petites dimensions par suite de la forte courbure en avant qu'a éprouvée le coccyx par la dessiccation.

Dimensions de la tête du fœtus.

« Diamètre occipito-frontal...... 0^{m},108 (4 pouces).
— bi-pariétal.......... 0^{m},090 (3 p. 4 l.).
— occipito-mentonnier... 9^{m},142 (5 p. 3 l.).

« Je ne veux rappeler ici que le diamètre sacro-pubien du bassin, qui est de 0^{m},080, et le diamètre bi-pariétal de la tête du fœtus, qui est de 0^{m},090, pour faire juger de l'impossibilité d'une parturition, et, partant, de la nécessité de l'accouchement artificiel. Aussi, ayant eu des raisons de croire à la mort du fœtus, j'ai exercé une forte compression sur sa tête, et, malgré le chevauchement des sutures et l'ossification des os frontaux, il y a eu fissure et légère dépression de ces derniers. L'enfant ne donna plus aucun signe de vie après sa naissance; une métro-péritonite intense se déclara dès le lendemain, accompagnée d'une diarrhée fort abondante; la malade s'affaiblit à vue d'œil, et la mort survint le sixième jour.

« Si parfois les déviations de l'épine dorsale ne sont point accompagnées de viciation du bassin, le contraire a lieu bien plus souvent, et c'est alors presque toujours la trop grande proéminence de l'angle sacro-vertébral, unie à une obliquité du bassin, qui devient cause de la dystocie.

« *Les luxations congénitales* du fémur font l'objet d'une sérieuse attention aujourd'hui, non point qu'on conteste leur existence, mais bien à cause des moyens thérapeutiques mis en usage pour remédier à ce déplacement originel. Nous devons à la complaisance de M. Sédillot l'avantage de posséder un bassin d'adulte où ce vice de première conformation se montre dans tout son développement; le relâchement de l'appareil articulaire, et surtout de la capsule fibreuse de la jointure, est invoqué par mon collègue comme cause du déplacement. Les orthopédistes se sont emparés de ce sujet et, dans leur enthousiasme, ils prétendent pouvoir ramener la tête de l'os dans sa cavité naturelle. L'inspection des pièces que, jusqu'à présent, j'ai eues à ma disposition, et les recherches auxquelles je me suis livré pour arriver à une conviction, ne me font pas encore partager l'avis des spécialistes. Je conçois parfaitement que, par des tractions méthodiquement exercées sur le membre luxé, on puisse ramener la tête de l'os au niveau de l'acétabulum; mais, lorsque celui-ci a perdu ses dimensions normales, qu'il s'est en partie oblitéré, comme cela arrive presque toujours, et que la tête du fémur change aussi de forme, ainsi que cela est constaté par de nombreuses observations, il s'ensuit que la réduction proprement dite ne peut guère avoir lieu, et que l'art, d'accord avec la nature, travaille alors à favoriser, le plus qu'il peut, la formation d'une fausse articulation, capable de remplacer l'ancienne.

« *Les fractures des os*, quoique n'appartenant pas précisément à l'anatomie pathologique, ne laissent pas que d'intéresser vivement par les ressources que déploie l'organisme pour la consolidation des extrémités fracturées, et pour le développement de tissus nouveaux, capables de suppléer ceux qui ont été détruits. Les solutions de continuité opérées par les projectiles lancés par la poudre à canon, déterminent parfois des effets tellement bizarres que l'on a peine à comprendre comment les fonctions ont pu continuer à s'exercer. Un soldat de l'empire a eu la mâchoire inférieure fracassée par une balle; la moitié gauche du corps de cet os s'est exfoliée et a été remplacée par du tissu fibreux accidentel. L'angle que forme l'os à sa symphyse est devenu beaucoup plus aigu, et la ligne parabolique de l'arcade alvéolaire de la mâchoire supérieure avait aussi éprouvé une forte déviation, par suite du coup de feu; la mastication a continué de s'exercer; deux incisives restantes de la mâchoire inférieure glissaient derrière celles de la mâchoire supérieure, et les usaient par le frottement; le broiement des aliments s'opérait, mais imparfaitement, par la moitié droite des mandibules, et le blessé a survécu au delà de trente ans au grave accident, malgré le plomb enchâssé dans la portion restante de la mâchoire inférieure.

« Un ouvrier, auquel une masse énorme de pierre avait *broyé la cuisse*, devait subir l'amputation; il s'y est refusé; la nature s'est chargée de réparer le dégât, et au bout de dix ans, lorsque l'individu a succombé à une maladie étrangère à sa fracture, nous trouvâmes une nouvelle cavité osseuse; l'ancien cylindre avait disparu en partie; la nature, ayant eu besoin d'émonctoires pour l'élimination des détritus, s'est ménagé des ouvertures fistuleuses dans la nouvelle substance. La consolidation de la fracture eut donc lieu; elle était assez solide pour permettre au malade de se servir de son membre inférieur. Il est curieux de voir sur ce fémur les nombreuses traces de l'ancienne lésion unies aux effets réparateurs de la force plastique.

« *Les exostoses mamelonnées* d'une nature toute particulière se sont développées sur le crâne d'une fille de vingt ans; les unes isolées, les autres agminées, occupant la surface externe de la calotte; leur tissu est de nature éburnée, mais leur aspect offre quelque chose de lardacé, et c'est précisément ce dernier caractère qui me paraît le plus remarquable, car la pièce provient de la malheureuse personne à laquelle j'avais extirpé, à deux reprises, des tumeurs fibro-lardacées énormes, situées à la région dorso-lombaire. La maladie repullula, malgré la double ablation, et cela dans d'autres régions encore; les nouvelles tumeurs prirent un tel développement, qu'à l'époque de la mort elles pesaient toutes ensemble à peu près dix kilogrammes.

« Vous connaissez, Messieurs, la belle opération pratiquée, il y a quelque temps, par notre collègue, M. Rigaud. Elle avait pour objet un *ostéophyte* développé successivement sur l'humérus et sur l'omoplate, qui tous deux nécessitèrent l'extirpation de ces os. Un succès complet a couronné l'entreprise, et nous avons pu parfaitement étudier sur ces pièces, la marche et les différentes phases de la dégénérescence osseuse. Je ne m'étendrai pas davantage pour le moment sur ce sujet, car les détails anatomiques et chirurgicaux qui s'y rattachent, se trouveront consignés dans le deuxième fascicule des *Observations d'anatomie pathologique*, que bientôt j'aurai l'honneur de soumettre à votre jugement.

« Enfin, j'ai recueilli plusieurs cas de *coxalgie* avec formation de cavité articulaire nouvelle et disparition presque complète de l'ancienne, d'autres avec perforation du fond de l'acétabulum, de luxation spontanée et de résorption de la tête du fémur.

Maladies des muscles.

« Les affections organiques des muscles sont loin d'être fréquentes, et le changement de leur tissu se réduit le plus souvent à la transformation graisseuse; le repos prolongé, le défaut d'exercice, sont les principales causes de ce phénomène; aussi la myodémie des muscles de la région postérieure de la jambe, que nous conservons, provient d'une femme déjà très-âgée, affectée de pied-bot, et qui, depuis un temps assez long, était condamnée à une complète immobilité. Je ne puis m'empêcher, à cette occasion, de vous rappeler le fait curieux de conversion en graisse des deux muscles demi-membraneux du même cadavre, alors qu'aucun autre muscle du corps n'a présenté ce phénomène. Ce parallélisme de développement morbide avait déjà occupé l'attention de mon honorable prédécesseur, et il en a fait l'objet d'une note, insérée dans le rapport sur les travaux exécutés à l'amphithéâtre d'anatomie.[1]

« *L'appareil circulatoire* est, sans contredit, un de ceux où les désordres organiques se rencontrent le plus fréquemment. Vous entretiendrai-je de nos nombreux cas d'anévrisme du cœur et des artères, de ces destructions totales ou partielles du sternum, des côtes et des vertèbres, à la suite des dilatations artérielles, ou bien de ces incrustations des valvules ou des parois des vaisseaux? Je ne répéterai que ce qui vous est déjà connu; qu'il me soit permis seulement de vous signaler: 1.° une dilatation de toutes les cavités du cœur avec anévrisme partiel, situé à l'union de l'oreillette au ventricule gauche (cette observation appartient à M. Schützenberger); 2.° une hypertrophie concentrique du cœur, jointe au rétrécissement des orifices et à l'insuffisance des valvules mitrale et aortiques; petitesse et irrégularité du pouls, matité précordiale et souffle aux deux temps furent les princi-

1 Rapport, etc., 1804; in-4.°

paux signes auxquels on a pu reconnaître, durant la vie, l'existence de ces anomalies organiques.

« D'après des pièces que nous conservons soigneusement, il est probable que l'*incrustation* ou le dépôt de matière calcaire dans l'épaisseur des tuniques artérielles se lie plus ou moins directement à une altération de la substance des reins.

« Dans une saignée faite imprudemment, l'artère brachiale fut ouverte, et un anévrisme faux circonscrit nécessita la ligature du vaisseau; j'ai pratiqué cette opération, et le malade guérit de son accident. Une hémoptysie, survenue deux ans plus tard, mit cependant fin à ses jours, et nous permit d'examiner alors attentivement le membre qui avait été le siége de l'anévrisme; une injection, poussée dans les vaisseaux, nous a mis à même de vérifier la circulation collatérale, l'état du coagulum sanguin renfermé dans le sac anévrismal ainsi que l'oblitération de l'artère brachiale par suite de l'application du lien.

« Nous avons reçu de M. le docteur Dithmar, de Sainte-Marie-aux-Mines, un cas d'*anévrisme de l'aorte ascendante*, avec destruction partielle de la deuxième, troisième et quatrième côtes et perforation des parois thoraciques; la pièce, bien desséchée et montée, n'est pas un des moindres ornements du musée.

« La série des altérations du système vasculaire se termine par une *rupture spontanée* d'une des branches principales de l'artère mésentérique supérieure, observée chez un écuyer qui mourut instantanément de l'abondante hémorrhagie. L'épanchement s'était fait entre les lames du mésentère.

« Les affections organiques du *larynx* et de la *trachée-artère* méritent à juste titre qu'on leur accorde de l'attention. La compression seule du tube aérien par les organes environnants altérés, menaçant de produire l'asphyxie, a plus d'une fois exigé la trachéotomie, et nous possédons un exemple de ce genre, où, malgré les soins les plus minutieux et les plus grandes précautions, la mort a suivi de près l'opération. Un autre cas, plus remarquable encore, est celui d'une compression latérale de la partie supérieure de la trachée par un goître volumineux. La vie n'avait point paru en danger, mais par suite de l'accumulation de mucosités épaisses pendant le sommeil, la malade, dame d'une chétive complexion, a péri suffoquée sans qu'on eût eu le temps de lui porter secours.

« J'ai eu l'honneur, Messieurs, de vous transmettre l'année dernière, l'histoire d'une laryngotomie pratiquée avec succès dans un cas de polype de l'organe vocal; ces excroissances fibro-celluleuses, fixées constamment au ligament inférieur de la glotte, viennent, lors de leur développement successif, empêcher le passage de l'air, et leur introduction entre les lèvres de la fente glottique déterminent aussitôt des accidents mortels. J'ai attribué la réussite de l'opération à la double incision de la trachée et du larynx dans un intervalle de temps déterminé. La femme qui fait le sujet de cette observation, a vécu huit mois après la guérison, sans que la maladie se soit reproduite; mais elle succomba vers la fin de l'année 1844 à une fièvre typhoïde. Cet événement m'a mis en possession de son larynx, qu'on m'a permis d'extraire, afin de constater les changements que cet organe a pu subir, soit par le polype, soit par l'opération. On y distingue parfaitement la cicatrice de la corde vocale inférieure, vers la base de l'épiglotte, le rétrécissement de la cavité ventriculaire droite du larynx et le développement de plusieurs petites granulations dans la membrane muqueuse qui revêt ces diverses surfaces.

« Aux exemples de *corps étrangers* tombés et fixés dans le canal aérien, vient se joindre un nouveau cas observé par MM. Rigaud et Bach. Dans un mouvement d'aspiration que fit un garçon de neuf ans, en jouant avec un flageolet en osier, le morceau de bois qui forme l'embouchure de l'instrument, se détacha et s'introduisit dans les voies aériennes. Si je ne me trompe, les parents s'opposèrent à toute opération, et le jeune homme, transféré à l'hôpital, succomba, non à l'asphyxie, mais à la suite d'une pneumonie lobulaire et d'un épanchement pleurétique dans la cavité pectorale. Le corps étranger était resté engagé dans la bronche gauche.

Système digestif.

« On dirait que l'induration squirrheuse de l'œsophage, son rétrécissement et son ulcération deviennent des maladies plus communes; plusieurs exemples du moins ont été recueillis, et c'était chaque fois la communication du canal œsophagien avec le conduit aérien par perte de substance, qui a constitué l'extrême gravité du cas. L'incurabilité de semblables affections s'étend également à celles du reste du système digestif, et sans parler de nos nombreux exemples de squirrhe et de cancer de l'estomac et de l'intestin rectum, siéges ordinaires de ces dégénérescences, je me plais à signaler, pour justifier l'existence simultanée de plusieurs lésions analogues et, partant, de la diathèse squirrheuse, je me plais à signaler, dis-je, l'observation d'un rétrécissement organique par induration squirrheuse dans trois endroits différents du tube digestif chez *la même malade*, car c'était une femme, savoir : à l'estomac, à l'intestin grêle et au gros intestin. Ce ne fut qu'après la mort que je parvins à me rendre raison de la bizarrerie de l'appareil symptomatique. Le mari de cette femme avait succombé un an auparavant à un *cancer du rectum*.

« Les *ruptures spontanées* de l'estomac ont été observées surtout chez des enfants, à la suite du ramollissement et de l'amincissement des parois de la poche ventriculaire, attribués par HUNTER à l'altération du suc gastrique; les morts subites sont les résultats immédiats de ce désordre. Il m'est arrivé de constater le même phénomène, c'est-à-dire, la déchirure de l'estomac, chez un homme de soixante-treize ans; il était viveur, aimait la bonne chère et l'accompagnait d'assez copieuses libations. Cet homme avait cessé de vivre, six heures après avoir fait un bon repas; il s'était couché sans avoir ressenti la moindre incommodité, et c'est très-probablement pendant le sommeil que la catastrophe a eu lieu; une respiration stertoreuse, entendue, pendant quelques instants, jusque dans une chambre voisine, a donné l'éveil à une domestique qui y couchait, et, quand elle s'est approchée, le malade rendit son dernier soupir.

« Le grand cul-de-sac de l'estomac était largement déchiré et le contenu remplissait une partie de la cavité abdominale. J'avais plutôt lieu de croire chez ce vieillard, que j'ai connu pendant de longues années, à un épaississement de ses parois stomacales, puisque, de son vivant, il faisait un usage quelque peu immodéré de boissons spiritueuses, et cependant tout le contraire a été observé à l'examen du cadavre.

« Nous avons aussi recueilli deux *polypes fibro-celluleux*, en tout semblables à l'excroissance laryngée, l'une fixée à la muqueuse de l'intestin grêle, l'autre à la même tunique du gros intestin; il va sans dire qu'aucun accident n'a pu être la suite de la présence de ces lobules pédiculés, mais elle m'a semblé prouver que la membrane muqueuse est le point de départ primitif de ces sortes de produits.

Appareil urinaire.

« Les *reins réunis en fer à cheval* et situés au devant de la colonne vertébrale, se rencontrent, comme vous le savez, très-fréquemment; mais ce qui est beaucoup plus rare, c'est de les trouver logés dans le bassin. C'est un exemple de ce genre que nous avons conservé; on croyait d'abord à l'absence totale de ces organes, puisque la cavité abdominale en était dépourvue; les artères iliaques et hypogastriques ont fait les frais de la nutrition et de la sécrétion de ces reins déviés, et le paquet d'intestins grêles, remplissant le petit bassin, les dérobait entièrement à la vue.

« La *dégénérescence* ou *transformation hydatoïde* des organes urinaires est devenue une affection assez commune, et M. Rayer, dans son bel ouvrage sur ce sujet, a représenté un cas exactement analogue à celui que nous possédons. Le tissu rénal est converti en une quantité presque innombrable de petites vésicules renfermant du liquide de densité différente, et le changement de structure est tel qu'on ne peut plus distinguer la moindre trace, ni de la substance corticale, ni de la substance tubuleuse. L'appareil excréteur, c'est-à-dire, les calices, le bassinet et les uretères subsistent encore, mais m'ont paru atrophiés; la vessie elle-même n'avait plus ses dimensions normales. Si nous sommes réduits à constater seulement cette maladie sur le cadavre, il n'en est peut-être pas de même de la dégénérescence tuberculeuse; celle-ci a une prédilection toute spéciale pour la substance tubuleuse, et les pièces venues à notre connaissance, nous ont offert la destruction totale de ce tissu, le cortical ayant été ménagé; il y a plus, sur l'une d'elles la *tuberculisation* avait envahi, indépendamment du rein, l'uretère et la glande prostate. La matière délétère existait, dans l'épaisseur des parois urétrales, à l'état d'infiltration, et celle qui provenait du rein fut expulsée mêlée aux urines, où sa présence a pu être facilement vérifiée; le malade était phthisique au dernier degré.

« Les *calculs rénaux* ont cela de particulier que, lorsqu'ils arrivent à une certaine grosseur, et que ce volume ne permet plus leur passage dans la vessie, ils contractent volontiers la forme de la cavité qui les loge. C'est ainsi que celle de ces concrétions que nous devons à la générosité de M. le docteur Aronssohn, et qui provient d'un homme de soixante-cinq ans, se distingue par une conformation très-bizarre : les prolongements, aplatis à leur sommet, correspondent aux calices, tandis que l'extrémité conique, placée au milieu du calcul, remplit la totalité du bassinet.

« Je ne conserve un grand nombre d'*hypertrophies de la glande prostate* que pour répondre à ceux qui prétendent résoudre ces sortes d'engorgements; je considère cette maladie des vieillards comme incurable et comme le premier degré d'induration; état qui peut rester latent pendant de longues années.

Appareil cérébro-spinal.

« Les tumeurs *fibreuses* et *fongueuses* de la dure-mère plongent bien souvent dans le cerveau, le compriment et le ramollissent. Ces excroissances constituent des maladies très-graves, insidieuses et mortelles. Leur premier développement ne s'annonce guère que par des symptômes vagues et fugitifs; elles échappent ordinairement à notre observation, et, dût-il nous être permis de soupçonner leur existence, notre thérapeutique n'en resterait pas moins impuissante; mais il nous appartient cependant d'en étudier la marche et l'issue. Notre collègue, M. Stœber, nous a fourni deux cas fort intéressants de ce genre; il a assisté longtemps aux nombreux accidents qui, progressivement, ont signalé une maladie organique de l'encéphale. L'abolition de plusieurs facultés de cet organe, le trouble de quelques autres ont précédé la cessation totale de l'influence du centre nerveux principal. Le musée possède une longue série de ces transformations où, de l'état fibreux d'abord, les tumeurs passent à la dégénérescence fongueuse.

« La *dure-mère rachidienne* ne reste pas non plus en dehors des atteintes de cette destructive maladie. M. le docteur STROHL (*Gaz. méd. de Strasb.*, 1844) a démontré son existence chez une demoiselle de quarante-quatre ans. A l'âge de quinze ans déjà, commença chez elle une série de maux, presque non interrompus, qui n'ont trouvé de fin que dans la mort, arrivée en 1843. Accidents nerveux de toute espèce, céphalalgie des plus opiniâtres, vertige, assoupissement, convulsions et contracture des extrémités inférieures, tel était le cortége des souffrances dont cette malheureuse était si longtemps poursuivie. L'autopsie a révélé de nombreuses lésions de la dure-mère cérébrale et rachidienne, et des centres nerveux eux-mêmes. Celles de la dure-mère spinale étaient représentées par des tumeurs suspectes, situées à la surface interne de cette membrane d'enveloppe. Déjà au niveau du grand trou occipital, il s'en trouvait deux petites, blanchâtres, granuleuses, fixées par une large base; à la partie inférieure de la région cervicale, tumeur analogue de la grosseur d'une fève, et, un peu plus bas, masse dure également granuleuse, embrassant des nerfs cervicaux au sortir de la moelle : le long de la région dorsale sont disséminées dix autres de ces excroissances, variant en grosseur, les unes incrustées même de matière calcaire, et d'autres de consistance fibreuse et cartilagineuse. Vers la région lombaire, enfin, il s'en rencontrait aussi, mais de moindre dimension. Ce fait, tout au moins très-rare dans la science, est venu se placer également en dehors des ressources de l'art.

Appareil génital de la femme. Produits de la conception.

« Si nous comparons les tumeurs dont il vient d'être question, à celles qui se développent si souvent dans la matrice, nous y trouverons une grande différence; et d'abord leur innocuité, malgré l'énorme volume qu'elles acquièrent et leur structure fibreuse pure et simple, sans la tendance à la dégénérescence fongueuse. Elles conservent ces caractères, alors même qu'il s'y fait un dépôt de matières calcaires, au point de faire disparaître même l'élément fibreux. Ces tumeurs peuvent acquérir la dureté de la pierre, et passaient anciennement pour des matrices ossifiées, tandis qu'il est reconnu aujourd'hui, que le tissu utérin dans ces cas n'est qu'aminci, comprimé et distendu par les corps étrangers qui ont pullulé, soit à la surface externe, soit à la surface interne, ou bien même dans le parenchyme de l'organe. Il nous est donné maintenant, grâce à l'état complet de cette collection de matrices, de suivre et d'étudier ces différentes transformations depuis leur premier degré jusqu'à leur complet développement. Je me borne à en signaler une d'elles, où la substance calcaire a formé, par un singulier mode de dépôt, une coquille ou kyste à parois épaisses et solides, renfermant le corps fibreux, dans l'intérieur duquel il n'y avait pas la moindre trace de substance inorganique.

« La matrice en état de gestation, l'œuf et le fœtus ont aussi reçu de nombreux renforts. Telle, entre autres, une déchirure du fond de l'utérus pendant le travail de l'accouchement; des placentas appelés hydatoïdes ou en grappe. De plus, des embryons morts dans la matrice avant la fin de la première moitié de la gestation et expulsés plus tard. Chez l'un d'eux on a pu reconnaître un véritable étranglement du bras et du cou par le cordon ombilical; chez un autre un rétrécissement et probablement une oblitération complète des vaisseaux du cordon, entraînant peut-être l'induration du placenta. Ce cas me rappelle d'analogues, rapportés en grand nombre par M. le professeur d'Outrepont, de Würtzbourg, et présentés au Congrès des naturalistes allemands à Fribourg, en 1838.

« L'*acrânie*, l'*anencéphalie*, l'*acéphalie* et l'*hétéradelphie* ont enrichi de nouveau le musée, de même que des *spina bifida* de toute espèce et des fœtus à bec-de-lièvre. A cette série se joint une *sirène*, fœtus monstre à terme, à extrémités inférieures réunies. Je consacrerai un travail à part à l'exposé des détails de toutes ces aberrations et de tous ces arrêts de développement.

« Je termine cette revue, trop longue peut-être, par l'indication d'un fait de *cancer mélané*, appartenant à la collection des productions nouvelles. La facilité et la promptitude avec laquelle se reproduisent ces tumeurs, justifient pleinement l'opinion de Laennec, qui les considérait comme une variété du cancer, et l'exemple communiqué par M. Stœber vient à l'appui de cette manière de voir. Une femme à laquelle on avait extirpé un œil mélanotique, a succombé à la cachexie, et, à sa mort, on a trouvé des mélanoses pures dans les os du crâne, dans les côtes, dans le foie, l'épiploon, la rate, le poumon et le cœur.

« Si cette esquisse rapide, Messieurs, a pu exciter un moment votre intérêt, l'approbation que vous donnerez à la tendance qui s'y manifeste, deviendra pour moi un puissant encouragement pour continuer la tâche que je me suis imposée. »

SUPPLÉMENT

AU NOUVEAU CATALOGUE,

PUBLIÉ EN 1843.

APPAREIL OSSEUX.

Anomalies de forme et de direction.

N.os d'ordre.

297*b*. Tête d'un maniaque (David), âgé de quarante-cinq ans, aveugle, chantant continuellement; mort de suicide par strangulation.

297*c*. Tête d'un imbécile, voisin de l'idiotisme; M....., servant d'amphithéâtre, mort à soixante-seize ans.

301*a*. Fente du palais osseux dans un cas de bec-de-lièvre simple.

301*b*. Fente du palais osseux dans un cas de bec-de-lièvre double.

301*c*. Tubercule osseux intermaxillaire d'un enfant atteint d'un bec-de-lièvre double; deux dents incisives moyennes sont renfermées dans le rebord alvéolaire.

Altérations de forme et de structure.

323*a*. Squelette d'une femme rachitique, parvenue à l'âge de quarante ans; tous les os sont atteints d'*ostéolyose*. (Don de M. le docteur Bécourt, fils, de Thann.)

368*a*. Luxation congénitale des deux fémurs en haut et en dehors, par relâchement de l'appareil ligamenteux. (Don de M. le professeur Sédillot.)

Bassins difformes, variés.

375*a*. Bassin de femme, elliptique dans le sens du diamètre antéro-postérieur du détroit abdominal; face antérieure du sacrum convexe.

375*b*. Bassin de femme, un peu oblique à son détroit abdominal par suite d'inflexion vicieuse de la colonne lombaire.

375*c*. Bassin difforme, colonne vertébrale déviée; accouchement par le forceps à cause de l'étroitesse du bassin; tête de fœtus à terme, à ossification peu avancée; mort par métro-péritonite. (Observation de M. Ehrmann, mars 1845.)

375*d*. Bassin de femme dont les os ont un volume et des dimensions considérables; singulière conformation de l'arcade pubienne.

375*e*. Bassin de femme, très-large dans tous ses diamètres; face antérieure du sacrum convexe.

375*f*. Bassin de femme, dont le détroit supérieur est ovale d'avant en arrière, par suite d'étroitesse (défaut de développement) du sacrum.

375*g*. Bassin de femme à diamètre sacro-pubien très-étendu; conformation remarquable de l'arcade pubienne.

375*h*. Bassin de femme irrégulier, par obliquité de gauche à droite.

375*i*. Bassin de femme, oblique au détroit supérieur; très-large au détroit inférieur.

375*k*. Synostose de l'articulation iléo-sacrée gauche d'un bassin de femme.

375*l.* Excavation considérable de la surface antérieure d'un bassin de femme.

382*a.* Bassin d'homme; carie du sacrum et de l'os des îles; Exostose à l'endroit où le coccyx s'unit au sacrum.

384*a.* Bassin d'homme, oblique, par suite de luxation spontanée du fémur droit, avec raccourcissement considérable.

Fractures.

539*a.* Fracture compliquée du crâne; application du trépan. (Observation de M. le professeur Sédillot.)

539*b.* Fracture du crâne occasionnée par une pierre volumineuse tombée d'une grande hauteur. (K...n, âgé de quarante-cinq ans.)

539*c.* Fêlure de l'os frontal, par suite d'une chute.

539*d.* Fracture de la mâchoire inférieure, par suite d'un coup de feu; perte de substance; réunion du corps de l'os avec sa branche à l'aide d'un tissu fibreux; difformité de la mâchoire supérieure; restes de plomb dans l'os; perte de substance à la calotte du crâne.

558*b.* Fracture par coup de feu, de la 4.e, 5.e et 6.e côte; d'un suicidé. La balle a traversé le cœur, et la mort a été instantanée.

558*c.* Fracture de la colonne vertébrale; altération de la moelle épinière.

597*a.* Fracture consolidée des deux os de la jambe à leur tiers inférieur.

579*a.* Fracture comminutive ancienne consolidée du fémur; formation de nouvelle substance osseuse; carie de la surface interne du cylindre primitif de l'os; trajets fistuleux s'ouvrant au dehors.

579*b.* Fracture du fémur à consolidation difforme; altération organique de l'os.

579*c*. Fracture du fémur non consolidée; développement de tissu fibreux accidentel.

Altérations de structure des os.

648*a*. Intumescence, carie superficielle de la surface interne du pariétal gauche, d'un individu portant une tumeur fongueuse de la dure-mère. (C...s, Observation de M. Stoeber.)

698*a*. Exostoses mamelonnées, lisses, éburnées, les unes isolées, les autres agminées, situées à la surface externe du crâne. (Observation de M. Ehrmann, 1842.)

707*a*. Ostéophyte d'un humérus, extirpé par M. Rigaud.

707*aa*. Ostéophyte d'une omoplate, extirpé par M. Rigaud.

724*a*. Ostéospongiose du tiers inférieur d'un tibia droit.

724*b*. Ulcère fongueux qui avait recouvert un tibia atteint d'ostéophyte.

762*a*. Os des fosses nasales, détruits par cause syphilitique. Perforation du palais osseux.

764*a*. Carie scrophuleuse des os du front, d'un enfant au-dessous d'un an.

795*a*. Carie et usure de quelques vertèbres dorsales, par suite d'une fracture grave; les poumons étaient adhérents aux surfaces osseuses.

841*a*. Carie et intumescence scrophuleuse de l'articulation du coude. (Amputation faite par M. Sédillot.)

844*a*. Carie scrophuleuse des os et des articulations du carpe. (Amputation faite par M. Ehrmann.)

867*a*. Carie scrophuleuse profonde de l'extrémité supérieure du tibia.

874*a*. Carie des surfaces articulaires de l'astragale. (Amputation faite par M. Sédillot.)

874*b*. Carie de l'articulation tibio-tarsienne.

874*c*. Carie et nécrose de l'articulation métatarsienne du gros orteil. (Amput. par M. Rigaud.)

882*a*. Carie et nécrose superficielles du fémur; cylindre osseux épaissi.

882*b*. Carie et nécrose de l'extrémité inférieure du fémur; cylindre de l'os aminci.

901*a*. Extrémités articulaires du fémur et du tibia d'un rachitique, difformes.

929*a*. Coxalgie, disparition presque complète de l'acétabulum; destruction partielle de la tête du fémur; formation d'une nouvelle surface articulaire entourée d'exostoses.

929*b*. Coxalgie, perforation de la cavité cotyloïde, destruction par résorption, de la tête du fémur; luxation spontanée.

942*a*. Atrophie du tiers supérieur du fémur, après l'amputation.

944*b*. Extrémités articulaires du fémur et du tibia, cariées; synostose entre les condyles des deux os; tumeur blanche.

944*c*. Intumescence des épiphyses du fémur et du tibia; raréfaction du tissu et carie de ce dernier os.

971*a*. Synostose parfaite entre la première et la seconde côte.

998*a*. Incision du fibro-cartilage intervertébral de la seconde et de la troisième côte, faite par un individu suicidé.

998*b*. Articulation scapulo-humérale après la résection de la tête de l'os du bras; cicatrice de la peau et tissu fibreux accidentel.

998*c*. Os maxillaire supérieur, extirpé pour une tumeur fibro-fongueuse. (Par M. le docteur Bach.)

1058*a*. Fracture consolidée d'une omoplate de bœuf.

APPAREIL MUSCULAIRE.

Maladies du système musculaire.

1083*a*. Conversion en graisse des muscles de la région postérieure de la jambe, d'une femme âgée, affectée d'un pied-bot.

1085*a*. Ossification du diaphragme à l'endroit de son adhérence au foie.

APPAREIL DE LA CIRCULATION DU SANG.

Maladies du cœur et du péricarde.

1399*a*. Épaississement considérable du péricarde et surface externe du cœur rugueuse, par suite d'inflammation.

1399*b*. Cœur de jeune sujet atteint de cardite et de péricardite.

1400*a*. Points nombreux d'ossification dans le péricarde.

1413*a*. Anévrisme passif et anévrisme partiel du ventricule gauche du cœur.

1413*b*. Dilatation anévrismatique de toutes les cavités du cœur et anévrisme partiel à l'union de l'oreillette et du ventricule gauches. (Observat. de M. SCHÜTZENBERGER.)

1416*a*. Hypertrophie concentrique du cœur; rétrécissement et insuffisance des valvules mitrale et aortiques.

1424*a*. Ossification de la valvule mitrale du cœur; kyste séreux du foie et du poumon, du même individu.

1424*b*. Rétrécissement considérable de l'orifice aortique du ventricule gauche du cœur.

Maladies des artères.

1439*a*. Ligature de l'artère brachiale dans un cas d'anévrisme; rétablissement du cours du sang par la circulation collatérale. (Observation de M. EHRMANN.)

1443*a*. Rupture spontanée de l'artère mésentérique supérieure; mort subite. (G., écuyer.)

1446*a*. Anévrisme de l'artère aorte ascendante et de sa crosse, avec destruction et usure des 2.e, 3.e et 4.e côtes, et perforation des parois thoraciques. (Don de M. le docteur DITTMAR, de Sainte-Marie-aux-Mines.)

1446*b*. Anévrisme de l'aorte ascendante, pénétrant au dehors par suite de la destruction de la paroi thoracique et de l'usure des côtes; dilatation anévrismale circonscrite de l'aorte descendante.

1446*c*. Anévrisme de l'aorte, avec usure de la surface interne du sternum.

1446*d*. Anévrisme de l'aorte avec destruction de la presque-totalité du sternum.

1446*e*. Dilatation des cavités du cœur et anévrisme énorme de l'aorte ascendante.

1460*a*. Anévrisme de l'aorte avec des poches secondaires.

1461*a*. Anévrisme de l'artère aorte fixé contre le corps des premières vertèbres dorsales; compression de l'œsophage.

1468*a*. Anévrisme de l'artère aorte abdominale.

1499*a*. Incrustation de l'artère aorte. (Les reins, soupçonnés en rapport avec l'altération organique du vaisseau, ont été conservés.)

1507*a*. Ossification des artères spermatiques des deux côtés, très-flexueuses jusqu'aux ovaires; rein atrophié; uretère double.

APPAREIL DE LA RESPIRATION ET DE LA VOIX.

Maladies de la plèvre, du larynx, de la trachée artère et du poumon.

1593*a*. Cordons fibreux cylindriques accidentels de la plèvre.

1593*b*. Plaque cartilagineuse dans une fausse membrane pleurale.

1618*a*. Trachée artère comprimée latéralement par un goître considérable.

1618*b*. Ulcération profonde de l'épiglotte et de l'un des ventricules du larynx.

1622*a*. Ulcération profonde du cartilage cricoïde du larynx.

1628*a*. Corps étranger (morceau de bois) fixé dans la bronche gauche d'un enfant de neuf ans, mort de pneumonie avec épanchement pleurétique. (Observation de M. Rigaud.)

1630*b*. Polype du larynx; (excroissance fibro-celluleuse, extirpée à l'aide de la trachéo-laryngotomie, par M. Ehrmann.)

1630*c*. Larynx sur lequel a été pratiquée la laryngotomie dans le cas de polype. (La femme qui fit le sujet de cette observation, est morte de fièvre typhoïde, sept mois après la guérison de la maladie du larynx. Voyez l'observation publiée par M. Ehrmann.)

1640*a*. Tumeurs encéphaloïdes enkystées, logées dans le tissu pulmonaire.

1640*b*. Masse osséo-calcaire, développée dans la séreuse pulmonaire et pénétrant dans l'intérieur du poumon.

Maladie de la glande (corps) *thyroïde.*

1676*a*. Glande thyroïde hypertrophiée, qui a occasionné la mort par la compression de la trachée artère et de l'œsophage.

1676*b*. Corps thyroïde converti en kyste fibreux.

1676*c*. Corps thyroïde d'un adulte, extirpé avec succès par la ligature. (Observation de M. Bach.)

1676*d*. Goître très-volumineux, qui a comprimé le larynx et a déterminé, pendant la vie, des accès de suffocation.

APPAREIL DE LA DIGESTION.

Maladies du pharynx, de l'œsophage, de l'estomac, du péritoine et de ses dépendances.

1823*a*. Ulcération de l'œsophage pénétrant dans la trachée artère.

1823*b*. Induration, ulcération et rétrécissement de l'œsophage à son tiers supérieur.

1823*c*. Ulcération de l'œsophage et de la trachée artère; communication entre ces deux canaux.

1823*d*. Ulcère cancéreux de l'œsophage; large communication avec la trachée artère. (Observation de M. Sédillot.)

1846*a*. Rupture spontanée de l'estomac, à son grand cul-de-sac; amincissement des parois.

1865*a*. Induration de la totalité de l'estomac, avec rétrécissement considérable de son orifice cardiaque.

1865*b*. Induration et ulcération de l'extrémité cardiaque de l'estomac.

1865*c*. Rétrécissement squirrheux de l'orifice pylorique de l'estomac.

1881*a*. Cancer de l'estomac dans le voisinage du pylore.

1890*a*. Hernie entéro-épiploïque scrotale.

1890*b*. Hernie inguinale entéro-épiploïque, disséquée.

1890*c*. Hernie inguinale épiploïque, étranglée.

1890*d*. Hernie crurale étranglée; fausses membranes très-étendues.

1908*a*. Polype fibro-celluleux, fixé à la membrane muqueuse du gros intestin.

1910*a*. Rétrécissement par induration squirrheuse de l'intestin colon gauche. Dilatation considérable et épaississement de l'intestin immédiatement au-dessus de l'obstacle. (M. N., obs. par M. Ehrmann.)

1910*b*. Rétrécissement organique, circonscrit, par induration squirrheuse des parois de l'estomac, de l'intestin grêle et du gros intestin. (M. K., obs. par M. Ehrmann.)

1943*a*. Perforation spontanée de l'intestin grêle chez un enfant de quatre ans. (Observation de M. Stœber.)

1947*a*. Cancer du rectum et de la partie supérieure du colon gauche.

1953*a*. Glandes mésentériques tuberculeuses, entourant l'aorte d'un scrophuleux.

Maladies de l'appareil biliaire.

1979*b*. Kystes hydatoïdes du foie.

2006*a*. Calcul biliaire, logé dans le col de la vésicule du fiel.

2006*b*. Conduits hépatique et cholédoque très-distendus par des calculs biliaires.

2006*c*. Calcul biliaire volumineux, contenu dans la vésicule du fiel.

2056*a*. Foie d'un casoar à casque.

APPAREIL DES VOIES URINAIRES.

Maladies de l'appareil urinaire.

Reins.

2080*a*. Uretère double; reins altérés.

2084*a*. Reins réunis en fer à cheval, logés dans le petit bassin.

2084*b*. Les deux reins réunis par une commissure.

2084*c*. Reins réunis en fer à cheval à leur extrémité supérieure.

2112*a*. Dégénérescence hytadoïde des deux reins.

2112*b*. Rein converti en kystes.

2112*c*. Reins d'un hydropique; l'un atrophié, l'autre à dimensions normales.

2132*a*. Calcul rénal d'une forme et d'une dimension extraordinaires, logé dans le rein. (Don de M. le docteur Aronssohn.)

2135*a*. Dégénérescence tuberculeuse du rein gauche; destruction de la substance tuberculeuse.

Vessie.

2156*a*. Hypertrophie des parois de la vessie et de la prostate.

2158*b*. Hypertrophie des trois lobes de la glande prostate.

2158*c*. Vessie à colonnes; hypertrophie de la prostate.

2166*a*. Dégénérescence squirrho-cancéreuse de la vessie; excroissances fongueuses à la surface interne de l'organe;

calcul urinaire très-volumineux; tentative de lithotritie. (Voy. fasc. I des Obs. d'anat. path., par M. Ehrmann, 1843.)

2166*b*. Ulcère de la vessie; hypertrophie de la prostate; fausses routes pratiquées par le cathétérisme dans la portion prostatique du canal de l'urètre.

APPAREIL CÉRÉBRO-SPINAL.

Maladies de l'appareil cérébro-spinal.

Enveloppes cérébrales.

2280*a*. Tubercule osséo-calcaire volumineux, développé dans la dure-mère.

2280*b*. Tumeur fibro-fongueuse de la dure-mère, plongeant dans le cerveau. (Observation de M. Stoeber.)

2280*c*. Fongus fixé à la surface interne de la dure-mère, et plongeant dans le cerveau ramolli et comprimé. (M. C., observation de M. Stoeber.)

2330*a*. Tumeurs fongueuses et tuberculeuses, fixées à la dure-mère rachidienne et à la moelle épinière. (Observation de M. Strohl).

2348*a*. Nevrôme d'une origine inconnue.

Peau.

2377*a*. Peau du pied atteint d'éléphantiasis. (Ichthyosc.)

Œil.

2462*a*. Globe de l'œil cancéreux. (Extirpé par M. Bégin.)

APPAREIL GÉNITAL DE L'HOMME.

Maladies des organes génitaux de l'homme.

2672*a*. Ossifications dans la tunique vaginale du testicule. (Don de M. le docteur Aron.)
2675*b*. Induration squirrheuse du testicule. (Extirpé par M. Bégin.)
2675*c*. Testicule cancéreux. (Extirpé par M. Sédillot.)
2675*d*. Dégénérescence encéphaloïde du testicule.

APPAREIL GÉNITAL DE LA FEMME.

Œuf humain.

2721*b*. Œuf humain entier de quatre mois.
2799*a*. Placentas, cordons ombilicaux et membranes de l'œuf, provenant d'une grossesse double.
2799*b*. Portions de membrane caduque; *idem* de chorion avec de nombreuses villosités.

Fœtus monstres.

2840*a*. Fœtus monstre : une masse informe, dans laquelle on distingue les traces d'un second fœtus, se continue avec le rebord alvéolaire, et le voile du palais de celui qui est bien conformé.
2840*b*. Fœtus monstre double; l'un bien conformé, l'autre visible seulement par ses quatre extrémités difformes, le reste emboîté dans le bas-ventre du premier.

2841*a*. Squelette d'un fœtus à terme, avec spina bifida de la région lombo-sacrée.

2841*b*. Spina bifida de la région lombaire d'un fœtus femelle à terme.

2841*c*. Spina bifida de la région lombo-sacrée d'un fœtus de six mois.

2841*d*. Anencéphale et spina bifida de la région cervicale.

2841*e*. Spina bifida de la région lombo-sacrée d'un fœtus à terme.

2843*a*. Fœtus acéphale (non encore examiné); la moitié inférieure du corps seulement est dévelopée.

2849*a*. Fœtus de six mois; exomphale; étranglement et rétrécissement du cordon ombilical près de l'anneau.

2849*b*. Fœtus monstrueux; poche pédiculée adhérent au crâne; bec-de-lièvre; difformité du nez, des extrémités supérieures et inférieures.

2854*a*. Tête de fœtus femelle à terme, avec bec-de-lièvre simple *au milieu* de la lèvre supérieure.

2860*a*. Fœtus femelle; kyste composé, occupant les régions sacrées antérieures et postérieures.

2869*a*. Deux embryons qui avaient été renfermés dans la même matrice et qui sont morts à deux différentes époques de la gestation.

2879*a*. Tête disséquée et viscères thoraciques d'un fœtus anencéphale.

2879*b*. Pied de fœtus difforme; on y distingue une quantité insolite d'orteils.

Fœtus monstres d'animaux.

2929*a*. Fœtus de chat, à face monstrueuse.

2747*a*. Éctopie complète du cœur d'un veau, par une ouverture du sternum.

2748*a*. Fœtus de mouton, à face monstrueuse.

Maladies des organes génitaux de la femme.

Matrice.

2989*b*. Hypertrophie et induration du col de la matrice d'une jeune fille.

2990*a*. Déchirure du fond de la matrice.

2998*a*. Matrice très-distendue, épaissie, logeant une tumeur fibreuse énorme.

3011*e*. Tumeur osséo-fibreuse de la matrice.

3011*f*. Tumeurs osséo-fibreuses de la matrice; uretères doubles.

3011*g*. Tumeur osséo-fibreuse de la matrice; raréfaction du tissu de l'ovaire droit.

3011*h*. Tumeurs fibreuses et osséo-fibreuses de la matrice d'une femme âgée et qui jamais n'a été enceinte.

3011*i*. Tumeurs fibreuses fixées à l'intérieur et à l'extérieur de la matrice.

Ovaires.

3075*a*. Hypertrophie, induration et structure lobulaire des deux ovaires; poche hydatoïde fixée à l'un d'eux.

3075*b*. Kystes de l'ovaire.

3075*c*. Kyste pileux de l'ovaire.

3090*a*. Placenta en grappe hydatoïde.

3090*b*. Placenta hydatoïde.

3091*a*. Œuf humain avec induration du placenta.

3091*b*. Induration du placenta; cordon ombilical très-long et très-grêle; fœtus à extrémités supérieures et inférieures difformes.

PRODUCTIONS ET ORGANISATIONS NOUVELLES.

3104*a*. Anse cutanée en forme de corde, située au bas-ventre d'une femme âgée.

3107*a*. Masse osséo-calcaire développée dans un lipome volumineux.

3109*a*. Capsule antérieure du genou, transformée en un kyste cartilagineux, garni de concrétions osseuses.

3120*a*. Tumeur fibreuse, extirpée de la nuque d'un jeune sujet. Le microscope y a fait reconnaître une trame fibreuse englobant des gouttelettes de graisse et des cristaux en aiguilles réunies en éventail.

3120*b*. Tumeur fibreuse à enveloppe osseuse.

3129*a*. Cancer extirpé de la lèvre inférieure.

3136*b*. Mélanose pure dans les os du crâne, les côtes, le foie, la rate, le poumon, le cœur et l'épiploon d'une femme à laquelle on avait extirpé un œil mélanotique. (Obs. de M. Stoeber.)

Préparations en cire.

3332*a*. Extrémité céphalique du nerf grand sympathique, modelée en cire. (Don de M. le docteur Sultzer; six pièces, représentant des variétés de forme et d'anastomose du ganglion cervical supérieur et des filets qui en émanent.*)

*) Ces pièces, parfaitement exécutées, avaient déjà été offertes à la Faculté de médecine en 1800, par M. le docteur Sultzer, alors prosecteur, et c'est par erreur qu'elles n'ont pas été inscrites dans les catalogues précédents.

Pièces d'anatomie physiologique et pathologique, moulées en plâtre et peintes d'après nature, par M. le docteur ROBERT.

3459*c*. Deux pieds bots (*varus*) d'un même individu, opéré par M. le professeur SÉDILLOT.

3459*d*. Pied bot (*varus*) d'un enfant de dix ans, opéré par M. SÉDILLOT.

3459*e*. Pied bot (*varus*) d'une fille de dix ans; opérée par M. ROBERT, par la section du tendon d'Achille et de l'aponévrose plantaire.

3463*b*. Dégénérescence squirrheuse du testicule droit, opéré par M. SÉDILLOT.

3463*c*. Trois masques en plâtre. Rhinoplastie faite par M. SÉDILLOT; l'un de ces masques représente la face avant l'opération, les deux autres, après la guérison.

3463*d*. Tumeur lipomateuse (dissimilaire) énorme, située à l'épaule et à l'aisselle d'une femme de soixante-cinq ans.

3463*e*. Éléphantiasis des Arabes, du membre abdominal (Clinique de M. le professeur MARCHAL).

3463*f*. Tumeur cancéreuse du genou; sixième ou septième récidive. (Amputation faite par M. SÉDILLOT.)

3463*g*. Testicule arrêté au devant de l'anneau inguinal.

3463*h*. Tumeur fibreuse volumineuse, qui avait son siége à la région cervicale droite. (Extirpée par M. SÉDILLOT; deux pièces, l'une représentant la maladie avant, et l'autre après l'opération.)

3463*i*. Tumeur hydatidique, située à l'entrée du vagin. (Clinique de M. MARCHAL.)

3463*k*. Cancer de la main. (Amput. faite par M. le D.r JACOBI.)

3463*l*. Face postérieure d'une tumeur du bassin, chez une femme sur laquelle M. le professeur STOLTZ a fait l'opération césarienne.

3463*m*. Chute complète de la matrice, avec renversement du vagin et prolapsus du bas-fond de la vessie.

3463*n*. Organes génitaux externes d'une vierge, hymen en croissant.

3463*o*. Organes génitaux externes d'une vierge, avec hymen à deux ouvertures rudimentaires.

3463*p*. Organes génitaux externes d'une vierge, avec hymen à une seule ouverture rudimentaire latérale.

3463*q*. Organes génitaux externes d'une petite fille nouvellement née.

3463*r*. Matrice d'une femme adulte, n'ayant pas eu d'enfants.

3463*s*. Matrice d'une femme adulte ayant eu des enfants (peu de temps après l'accouchement).

3463*t*. Matrice à cinq ou six mois de gestation environ, avec le fœtus et ses annexes.

3463*u*. Matrice avec inflexion à gauche.

3463*v*. Anté-flexion de la matrice.

3463*w*. Chute incomplète de la matrice.

3463*x*. Chute complète de la matrice et du rectum, avec prolongement extraordinaire de la petite lèvre droite.

3463*y*. Matrice avec hypertrophie et allongement extraordinaire du col; polype du col.

3463*z*. Matrice biloculaire; son corps divisé en deux loges; col simple.

3463*aa*. Matrice bicorne, cloison du col, deux orifices; cloison incomplète du vagin.

3463*bb*. Matrice bicorne; la moitié droite a été développée par la gestation.

3463*cc*. Vulve, vagin et matrice, séparés en deux parties parfaitement égales, par une cloison longitudinale. (Pièce d'Eisenmann, voyez *Tab. anat.* IV *uteri dupl. Argent.* 1752, et le n.° 2814 du catalogue du Muséum d'anatomie de Strasbourg.)

MALADIES DE LA PEAU.

Pièces d'anatomie pathologique en carton-pierre, de M. F. THIBERT.

3491. Érythème noueux, au début, chez une femme (EMERY).
3492. Eczéma simple à l'état primitif, à la paume de la main (GIBERT).
3493. Eczéma aigu (CAZENAVE); nummulaire (DEVERGIE).
3494. Eczéma impétiginode chronique circonscrit, de la jambe (DEVERGIE).
3495. Herpès phlycténodes à l'état primitif, au bras (GIBERT).
3496. Herpès zoster ou zona; cou, poitrine, bras, côté gauche (DEVERGIE).
3497. Herpès iris, au genou (DEVERGIE).
3498. Gale simple à la main, chez une jeune fille (CAZENAVE).
3499. Gale vésiculeuse et pustuleuse à la main (CAZENAVE).
3500. Pemphigus aigu à la cuisse et au genou (DESRUELLES).
3501. Rupia proeminens chronique, au bras (GIBERT).
3502. Ecthyma avec rupia, au bras, chez un homme (EMERY).
3503. Impétigo figurata, à la joue, chez un garçon (EMERY).
3504. Mentagre, sycosis menti (DEVERGIE).
3505. Lichen simplex confluens (DEVERGIE); chronique (CAZENAVE).
3506. Lichen agrius chronique de la cuisse (GIBERT).
3507. Prurigo général avec des stries et égratignures; jambe (DEVERGIE).
3508. Lèpre vulgaire, avec psoriasis, à la jambe (EMERY).
3509. Psoriasis diffusa, sur le dos (EMERY).
3510. Psoriasis général, pris sur le dos, côté de la poitrine (DEVERGIE).

3511. Pityriasis versicolor général, pris sur la poitrine (EMERY).

3512. Ichtyose blanche de naissance, générale, prise au bras (EMERY).

3513. Ichtyose grise, cornée (DEVERGIE).

3514. Lupus exedens (EMERY).

3515. Éléphantiasis des Arabes, peau lisse, à la jambe (DEVERG.).

3516. — — — peau rugueuse (EMERY).

3517. Lèpre tuberculeuse, avec éléphantiasis des Grecs, à la figure (DEVERGIE).

3518. Roséole syphilitique (RICORD).

3519. Syphilide vésiculeuse, cuisse et jambe (GIBERT).

3520. Ecthyma syphilitique, avec cicatrices caractéristiques (GIBERT).

3521. Rupia syphilitique, avec de grosses croûtes; bras (DEVERGIE).

3522. Pustules syphilitiques agglomérées au front [*corona Veneris*] (GIBERT).

3523. Impétigo syphilitique de la face (CAZENAVE); syphilide crustacée (RICORD).

3524. Lichen syphilitique général, pris à la cuisse (GIBERT).

3525. Syphilide squammeuse au membre inférieur (DEVERGIE).

3526. — tuberculeuse, croûteuse sur l'orbite gauche (GIBERT).

3527. Syphilide serpigineuse ulcérée, avec cicatrices caractéristiques (GIBERT).

3528. Purpura hemorrhagica en plaques, sur tout le corps, prise à la joue (ROUX).

MALADIES SYPHILITIQUES.

Effets de l'inoculation; développement successif de la pustule, résultant de l'introduction du virus syphilitique sous l'épiderme; marche et phénomènes de l'ulcération et de la cicatrisation, n.ºs 3529 à 3544.

3529. Premier jour de l'inoculation: petit point inflammatoire.

3530. Deuxième jour de l'inoculation : petit point vésiculo-pustuleux.

3531. Troisième jour de l'inoculation : petite pustule bien caractérisée.

3532. Quatrième jour: pustules ombiliquées et purulentes après l'inoculation.

3533. Pustules desséchées, croûtes d'une teinte jaune-grisâtre, après l'inoculation.

3534. Bulle syphilitique consécutive à l'inoculation.

3535. Ulcération syphilitique simple, bords taillés à pic, fond grisâtre, consécutive après l'inoculation du virus syphilitique.

3536. Ulcération syphilitique à bords frangés et saillants, fond grisâtre, consécutives à l'inoculation du virus syphilitique.

3537. Ulcération syphilitique phagédénique, bords taillés à pic, fond grisâtre, suite de l'inoculation.

3538. Ulcération syphilitique phagédénique, serpigineuse, bords dentelés et saignants, fond grisâtre, suite de l'inoculation.

3539. Ulcération syphilitique phagédénique, gangréneuse par excès d'inflammation, suite de l'inoculation.

3540. Ulcération fongueuse consécutive à l'inoculation; le fond de l'ulcération s'élève beaucoup au-dessus des parties voisines.

3541. Ulcération syphilitique à bords calleux, suite de l'inoculation; les bords de l'ulcération sont très-saillants sur les parties voisines.

3542. Ulcération syphilitique, avec tendance à la cicatrisation, sur une partie de la solution de continuité; des bourgeons charnus de bonne nature se montrent sur le fond de l'ulcération, suite de l'inoculation.

3543. Ulcération syphilitique en pleine cicatrisation; la solution de continuité est couverte de bourgeons charnus de bonne nature, suite de l'inoculation.

3544. Cicatrisation d'une ulcération syphilitique consécutive à l'inoculation, teinte de la cicatrice.

Maladies syphilitiques en général.

3545. Urétrite blennorrhagique, — blennorrhagie, — chaude-pisse, — écoulement muco-purulent très-abondant; le gland et le prépuce ne présentent pas de gonflement; inflammation de l'urètre, — état chronique de la maladie.

3546. Urétrite blennorrhagique, — blennorrhagie avec balanite et paraphimosis, — engorgement œdémateux du gland et du prépuce.

3547. Blennorrhagie, — phimosis complet; l'extrémité du prépuce forme un bourrelet considérable, — balanite, engorgement inflammatoire du prépuce.

3548. Balanite avec tubercules muqueux, — pustules ou papules muqueuses sur le gland : le prépuce renversé met en évidence ces altérations.

3549. Ulcération syphilitique, — chancre vénérien près du frein du prépuce, — les bords sont taillés à pic, fond grisâtre, — chancre *huntérien* des auteurs.

3550. Ulcérations syphilitiques multiples à la base du gland, avec inflammation de la muqueuse; les bords des chancres sont taillés à pic.

3551. Ulcération syphilitique dans l'intérieur de l'urètre; près du méat urinaire on remarque un chancre profond, avec fond grisâtre.

3552. Ulcérations syphilitiques multiples à la base du gland, avec phimosis et paraphimosis. — Gonflement inflammatoire et œdémateux du gland et du prépuce.

3553. Ulcérations syphilitiques multiples au limbe du prépuce, avec phimosis et inflammation du gland et de la paroi interne du prépuce. — Balanite posthite des auteurs.

3554. Ulcérations fongueuses et syphilitiques de la partie interne du prépuce, au-dessous du gland.

3555. Ulcérations syphilitiques sous le prépuce, avec phimosis et balano-posthite, écoulement muco-purulent; plusieurs renflements œdémateux et inflammatoires de la peau du prépuce, donnent à la verge la forme d'une vrille.

3556. Ulcération syphilitique, phagédénique, serpigineuse à l'entrée de la vulve, siégeant sur la grande lèvre du côté droit, fond grisâtre, bords dentelés et taillés à pic.

3557. Bubon syphilitique, — adénite, — vaste cavité formée par la fonte purulente du tissu cellulaire de cette région; les bords de l'ulcération sont échancrés et fongueux.

3558. Bubon syphilitique indolent et non suppuré chez la femme; — plaques muqueuses, tubercules muqueux à la partie interne des cuisses, — végétations.

3559. Ulcère syphilitique à début pustuleux, phimosis, — pustules croûteuses sur le prépuce extérieurement et près du limbe.

3560. Ulcère syphilitique simple, folliculaire sur le gland; bubon en suppuration, les bords du bubon sont décollés, — pus sanieux et verdâtre.

3561. Ulcères syphilitiques du gland, — phimosis incomplet, chancres larvés des auteurs; les chancres forment des saillies partielles sous le prépuce, rougeur et tuméfaction de la peau de la verge.

3562. Ulcération syphilitique, — balano-posthite; phimosis avec gonflement considérable du prépuce. — Vive inflammation, avec gangrène des tissus.

3563. Ulcération syphilitique, avec gangrène des tissus; destruction d'une partie du prépuce, le gland présente la même altération; des escarres gangréneux recouvrent les ulcérations.

3564. Ulcère phagédénique, diphtérique, primitif, à marche serpigineuse, — destruction d'une partie du gland, — Ulcération serpigineuse aux deux plis de l'aîne, — cicatrices inégales et gaufrées, — teinte cuivrée de la peau.

3565. Ulcère syphilitique primitif du méat urinaire et du prépuce, — inflammation des ganglions et des vaisseaux lymphatiques, — lymphite et adénite avec ulcérations multiples de la verge.

3566. Urétrite blennorrhagique, ulcère primitif du méat urinaire, — lymphites et adénites suppurées, — abcès phlegmoneux sous la verge, ulcération phagédénique, avec engorgement inflammatoire.

3567. Ulcération syphilitique, engorgement indolent, — induration des ganglions inguinaux, — éruption syphilitique à la peau, — papules, — vésicules, — croûtes, — bubons non suppurés.

3568. Ulcération syphilitique primitive, diphtéritique non indurée, — syphilide polymorphe à différentes périodes;

ulcération serpigineuse, gonflement inflammatoire de tout l'appareil génital externe, — vésicules, — pustules, — ecthyma syphilitique.

3569. Ulcération vénérienne secondaire, induration du tissu cellulaire; syphilides, symptômes constitutionnels.

3570. Ulcérations secondaires, recouvertes par des croûtes; éruption de roséole syphilitique; symptômes constitutionnels.

3571. Tubercules muqueux; — pustules muqueuses, avec ulcération; — herpès humide à l'anus, — éruption papuleuse et pustuleuse syphilitique.

3572. Chancre sur le prépuce (*ulcus elevatum*); l'ulcération repose sur des tissus durs comme cartilagineux, parfaitement circonscrits. — Syphilis constitutionnelle.

3573. Bubon syphilitique, avec tuméfaction considérable; — inflammation très-vive de tout le tissu cellulaire.

3574. Tubercules muqueux, pustules plates, humides, avec végétations; — choux-fleur à l'anus, éruption syphilitique, — ecthyma, pustules phlyzaires. — Syphilis constitutionnelle.

3575. Végétations du gland et du prépuce, occupant une grande partie de ces deux organes.

3576. Végétations du gland et du limbe du prépuce, avec gonflement considérable du gland; les végétations ont percé le prépuce, et font saillie extérieurement.

3577. Chancres multiples et folliculaires à la base du prépuce, balanite, avec eczéma du gland.

3578. Pharaphimosis, formant couronne autour du gland, — perforation du gland, — ulcération communiquant avec le canal de l'urètre.

3579. Ulcération syphilitique gangréneuse, avec destruction du gland; une inflammation très-vive occupe le gland; un escarre gangréneux existe au centre de l'ulcération.

3580. Ulcération syphilitique gangréneuse du prépuce, avec induration des tissus; — destruction des téguments.

3581. Gland, avec végétations syphilitiques; — érosion des bords du prépuce, — induration du prépuce, — petites papules sur le gland; accidents constitutionnels.

2582. Ulcération phagédénique serpigineuse sur le gland, avec balanite; les bords sont taillés à pic et saignants, — fond grisâtre.

3583. Balanite partielle, formant une roséole syphilitique sur le gland, avec inflammation très-vive de la semi-muqueuse, — gonflement du prépuce. — Accident constitutionnel.

3584. Ulcération phagédénique serpigineuse sur le gland, — membrane diphtérique, fond grisâtre.

3585. Vaste ulcération serpigineuse à la base du gland, à son point d'insertion avec le prépuce; fond grisâtre, bords dentelés.

3586. Cancer de la verge; dégénérescence cancéreuse du gland et des corps caverneux dans une certaine étendue.

3587. Cancer de la verge, avec destruction d'une partie du gland.

3588. Ulcération syphilitique dans le méat urinaire, avec perforation de la portion membraneuse du gland.

Pièces d'anatomie chirurgicale, en cuir repoussé, par MM. Carteaux *et* Chaillou.

3589. Région de la tête, du col et de la partie supérieure du thorax.
3590. Creux axillaire, représentant les détails de cette région.
3591. Membre supérieur; face antérieure, couche superficielle.
3592. Même sujet; couche profonde.
3593. Avant-bras; face dorsale.
3594. Abdomen ou région thoraco-inguinale chez l'homme.
3595. Cuisse et pli de l'aine.
3596. Creux poplité.
3597. Jambe; face externe.
3598. Jambe; face interne.

Anatomie clastique de M. le docteur Auzoux.

3599. Détails anatomiques du HANNETON (*Melolontha vulgaris*), d'après Strauss (grandeur colossale).

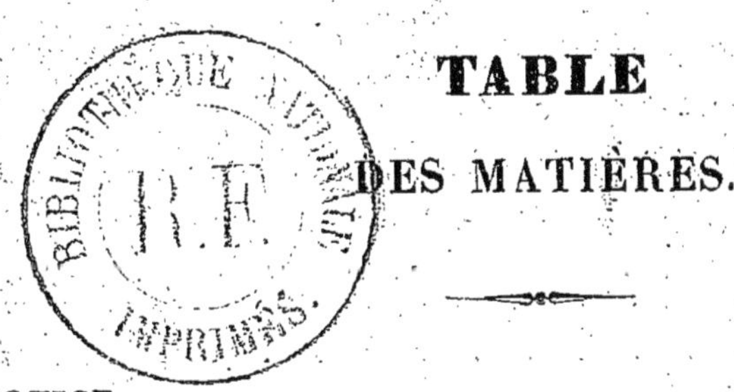

TABLE DES MATIÈRES.

FIN.

www.ingramcontent.com/pod-product-compliance
Ingram Content Group UK Ltd.
Pitfield, Milton Keynes, MK11 3LW, UK
UKHW012108240726
13965UKWH00004B/1635

9 782013 447751